Dieta cetogénica

Guía de dieta para principiantes para perder peso y recetas de comidas Recetario (Libro en español / Ketogenic Diet Spanish Book)

Por Louise Jiannes

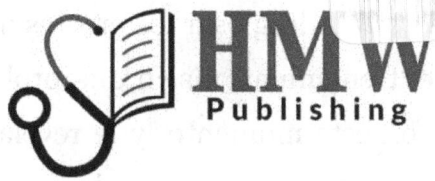

Para más libros visite

HMWPublishing.com

Consigua otro libro gratis

Quiero agradecerle por comprar este libro y ofrecerle otro libro (largo y valioso como este libro), "Errores de salud y de entrenamiento físico que no sabe que está cometiendo", completamente gratis. Desafortunadamente este libro solo está disponible en inglés. Aún espero que disfrute este regalo.

Visite el siguiente enlace para registrarse y recibirlo: www.hmwpublishing.com/gift

En este libro, voy a desglosar los errores más comunes de salud y de entrenamiento físico que probablemente esté cometiendo en este momento, y le revelaré cómo puede llegar fácilmente a la mejor forma de su vida.

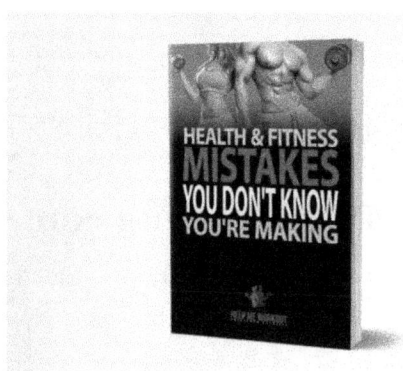

Además de este valioso regalo, también tendrá la oportunidad de obtener nuestros nuevos libros de forma gratuita, participar en sorteos y recibir otros correos electrónicos de mi parte. De nuevo, visite el enlace para registrarse: www.hmwpublishing.com/gift

Tabla de contenido

Introducción 7

Capítulo 1 - ¿Qué es la dieta cetogénica? 10
    ¿De qué se trata la dieta cetogénica? 10
    ¿Por qué la dieta cetogénica es tan eficiente? 12

Capítulo 2 - Ventajas de la dieta cetogénica 17

Capítulo 3 - Desventajas de la dieta cetogénica .. 25
    No es una pérdida de peso real 25
    Problemas al mantener la dieta baja en carbohidratos durante un período de tiempo más prolongado 27
    Reducción de masa y densidad ósea 28
    Estreñimiento 30
    La hipoglucemia (nivel bajo de azúcar en la sangre) .. 30

Capítulo 4 - Plan de dieta cetogénica 32
    Configuración de la dieta 33
    Carga de carbohidratos 35
    ¿Cómo comenzar con la dieta cetogénica? 38

Capítulo 5 - Alimentos para aplicar en la dieta de la cetosis 41

Grasas y aceites 42
Proteína 44
Verduras 45
Nueces y semillas 45
Bebidas 47
Edulcorantes.. 48

Capítulo 6 - Los errores y los consejos de la dieta cetogénica 49
Aumentar la ingesta de proteínas 49
No comer suficiente grasa... 49
No comer suficiente sodio.. 50
Ejercicios para llevar a cabo durante su dieta 51

Capítulo 7 - Recetas cetogénicas........................52
Meriendas.. 52
Bebidas 52
Mantequilla de maní y batido de proteína de cacao 53
Desayuno 54
Desayuno Comida # 1 - Gofres de proteína de canela 54
Comida de desayuno n.º 2: tortitas cetogénicas bajas en carbohidratos:..57
Comida de desayuno n.º 3 - Magdalenas de lino hechas en el microondas: 59
Plato principal 61

\# 1 - Pizza baja en carbohidratos 61

\#2 Tortilla de pollo a la californiana 64

\# 3 - Ensalada de aguacate y huevo 66

Palabras finales 68

Sobre el co-autor 70

Introducción

Quiero agradecerle y felicitarle por comprar este libro.

Este libro contiene pasos y estrategias comprobados sobre cómo perder peso con una dieta cetogénica y le proporcionará todo lo que necesita para comenzar de manera segura en la dirección correcta, ¡incluyendo algunas deliciosas recetas para probar!

También aprenderá qué es exactamente esta dieta y cómo funciona, y las ventajas y las desventajas de la dieta cetogénica. Aprenderá cómo comenzar adecuadamente con este plan de dieta, así como aprender qué alimentos aplicar comer. Por último, descubrirá algunos de los errores más comunes y recibirá algunos consejos útiles para asegurarse de no caer en ninguna de esas trampas. ¡Gracias de nuevo por comprar este libro!

Además, antes de comenzar, le recomiendo unirse a nuestro boletín informativo por correo electrónico para recibir actualizaciones sobre cualquier próxima publicación o promoción de un nuevo libro. Puede registrarse de forma gratuita y, como bonus, recibirá un regalo gratis. ¡Nuestro libro *"Errores de salud y de entrenamiento físico que no sabe que está cometiendo"*, completamente gratis."!

Este libro ha sido escrito para desmitificar, exponer lo que se debe y no se debe hacer y, finalmente, equiparle con la información que necesita para estar en la mejor forma de su vida. Debido a la abrumadora cantidad de información errónea y mentiras contadas por las revistas y los autoproclamados "gurús", cada vez es más difícil obtener información confiable para ponerse en forma. A diferencia de tener que pasar por docenas de fuentes parciales, poco fiables y no fiables para obtener su información de salud y estado físico. Todo lo que necesita para ayudarle se ha desglosado en este libro para que pueda seguirlo fácilmente y obtener resultados inmediatos para alcanzar sus objetivos de actividad física deseados en el menor tiempo posible.

Una vez más, para unirse a nuestro boletín gratuito por correo electrónico y recibir una copia gratuita de este valioso libro, visite el enlace y regístrese ahora: www.hmwpublishing.com/gift

Capítulo 1 - ¿Qué es la dieta cetogénica?

La dieta cetogénica, también conocida como la dieta Keto, es una dieta que produce cetonas en el cuerpo. Las cetonas son los compuestos orgánicos que tiene cualquier cuerpo humano. Con la ayuda de cetonas en el hígado, un cuerpo humano puede producir energía.

¿De qué se trata la dieta cetogénica?

La dieta cetogénica fue iniciada en 1924 por el Dr. Robert C. Atkins. Un tratamiento de dieta cetogénica fue entregado justo a tiempo en el siglo XX para tratar a los jóvenes con epilepsia refractaria de manera eficiente con medicación. Un examen inmediato demostró que la grasa sumergida es indeseable a pesar de que se requiere una rutina de alimentación cetogénica rica en grasas, como en diferentes medicamentos de epilepsia no controlada. Se llevó a cabo un estudio ambulatorio de dos semanas deliberadamente controlado que demostró que una rutina de alimentación cetogénica era valiosa para el control del peso y las fijaciones de glucosa en sangre en pacientes diabéticos.

A pesar de ser excepcionalmente viable en el tratamiento de la epilepsia, abandonó su diseño debido a la aparición de nuevas medicinas hostiles para las convulsiones en 1940. La rutina de alimentación de esta dieta es rica en grasas, suministra proteínas adecuadas que son requeridas por un cuerpo humano y es baja en carbohidratos. Esta mezcla cambia la forma en que se utiliza la vitalidad como parte del cuerpo. La grasa se transforma en el hígado en grasas insaturadas y cuerpos cetónicos. Esta dieta también reduce los niveles de glucosa y mejora la resistencia a la insulina.

La glucosa es el átomo más simple para que su cuerpo cambie y lo use como vitalidad para que escoja otra fuente de vitalidad. La insulina se administra para manejar la glucosa en el torrente sanguíneo, sacándola del cuerpo. Después de que la glucosa se utiliza como vitalidad esencial, sus grasas no son necesarias. Por lo general, cuando se come más azúcar, el cuerpo utiliza la glucosa como el tipo fundamental de vitalidad que se recoge durante el proceso.

¿Por qué la dieta cetogénica es tan eficiente?

La dieta cetogénica es uno de los planes de dieta más efectivos que recomiendan varios médicos hoy en día. La dieta ayuda a las personas a perder peso. Funciona tan bien porque le asegura mantener una dieta baja en carbohidratos. Además, la cantidad de pérdida del peso depende del IMC del cuerpo, los niveles de actividad y el tipo de alimento que la gente está comiendo, pero la estimación de perder peso siguiendo este plan de dieta es de un mes como máximo. Eso significa que un cuerpo humano comienza a perder peso de alrededor de 20 kilogramos en el tiempo de duración de un mes. El método más rápido para entrar en la cetosis es practicar con el estómago vacío, limitar la admisión de azúcar a 20g o menos todos los días, y estar atento con su consumo de agua.

Inicialmente, antes de la revolución industrial, cuando los humanos participaban en la caza y recolección de alimentos, los problemas de peso y salud eran bastante bajos. La gente cazaba, pescaba y recolectaba los alimentos de la naturaleza para alimentarse. Esos alimentos no incluían carbohidratos ya que los alimentos como la pasta, el arroz y el pan no se introdujeron hasta la revolución industrial. Por lo tanto, los carbohidratos en el cuerpo humano también eran bajos.

Comenzó con la revolución industrial cuando se produjo un gran desarrollo en todo el mundo. Varias fábricas comenzaron a aparecer, y aumentaron sus operaciones en la producción de una cantidad significativa de azúcar y harina blanca. Todo esto dio como resultado un aumento en los carbohidratos en el cuerpo humano. Esta es la razón por la que en el mundo de hoy las personas son más propensas a la obesidad y otros problemas relacionados con la salud. Países como los EE. UU que se consideran una de las naciones más desarrolladas del mundo se han inclinado más a esta enfermedad de la obesidad.

Para eliminar esta enfermedad del aumento de peso y la obesidad, se han introducido varios programas y planes de dieta. Todos estos métodos han afectado y ayudado a las personas positivamente, y una dieta cetogénica es uno de los planes de pérdida de peso recomendados por varios nutricionistas. La dieta cetogénica es esencial para las personas que están tratando de perder peso, especialmente aquellas que enfrentan aumentos de peso sustanciales y no pueden perder peso en un período corto de tiempo. Engordar resulta en varios problemas de salud y puede poner en peligro la vida de muchos humanos. Por lo tanto, tener una dieta baja en carbohidratos que se concentre en reducir los niveles de glucosa y aumentar la resistencia a la insulina es vital para la mayoría de las personas.

Capítulo 2 - Ventajas de la dieta cetogénica

La dieta cetogénica es uno de los planes de dieta más eficientes y efectivos que contienen pocos carbohidratos y es beneficioso en muchas formas para el cuerpo humano. Desde el año 2000, se han llevado a cabo diversas investigaciones para identificar los impactos de las dietas bajas en carbohidratos. Y en cada estudio, los efectos de la dieta baja en carbohidratos fueron más positivos que cualquier otra cosa con la que se compara. La dieta baja en carbohidratos no solo ayuda a los seres humanos a perder peso, sino que también ha demostrado ser útil para reducir y eliminar diversos factores de riesgo que pueden ser graves y perjudiciales para el cuerpo humano.

Dado que la dieta cetogénica es una dieta baja en carbohidratos, no impide que una persona coma algo junto con la abstención de alimentos relacionados con el azúcar. Por lo tanto, esta dieta comienza a matar el apetito de un individuo. Muchas personas son conscientes de su peso; tratan de reducir el kilogramo y mantener un peso equilibrado, pero para lograr su objetivo a menudo tienen que dejar de comer. Comer menos o no comer nada es algo que no es posible para todo el mundo, ya que conduce el hambre y provoca que las personas renuncien a su plan de dieta. Por lo tanto, una ventaja de la dieta cetogénica es que permite una eventual reducción del apetito a medida que las personas empiezan a comer alimentos bajos en calorías y proteínas en lugar de alimentos que engordan.

Otra ventaja de una dieta cetogénica es que los alimentos bajos en carbohidratos dan como resultado una reducción instantánea de peso. Las personas que reducen el nivel de carbohidratos en sus dietas se encuentran con una gran disminución de peso. Por lo tanto, este alimento puede considerarse el más eficaz y eficiente para las personas que desean arrojar libras rápidamente. Una razón para esto es que las dietas bajas en carbohidratos tienden a eliminar el exceso de agua del cuerpo. Cómo reducen los niveles de insulina, los riñones comienzan a arrojar abundante sodio, promoviendo una rápida reducción de peso en la primera o segunda semana.

La dieta cetogénica también conduce a un aumento en HDL que es lipoproteína de alta densidad. El HDL es colesterol bueno. Desvía el colesterol del cuerpo y al hígado, donde puede reutilizarse o descargarse. Es comprensible que cuanto más altos sean sus niveles de HDL, menor será su riesgo de enfermedades cardíacas. Uno de los enfoques ideales para construir niveles de HDL es comer grasa, y la dieta baja en carbohidratos incorpora una gran cantidad de grasa, lo que daría como resultado un aumento en la lipoproteína de alta densidad y salvaría a las personas de diversas enfermedades del corazón.

Cuando una persona come carbohidratos, se separan en azúcares básicos (generalmente glucosa) en el tracto digestivo. Desde ese punto, ingresan al sistema de circulación y aumentan los niveles de glucosa. Como los niveles altos de azúcar en la sangre son letales, el cuerpo reacciona con una hormona llamada insulina. Para las personas que son sólidas, la reacción rápida a la insulina tiende a minimizar el "pico" de glucosa con un objetivo final particular para evitar que les duela.

Es por esta razón que muchas personas se enfrentan a diversos problemas, como la resistencia a la insulina. La resistencia a la insulina implica que las células no vean la insulina. Esto puede provocar una enfermedad llamada diabetes tipo 2 cuando no se emite suficiente insulina para reducir la glucosa después de las cenas. Esta enfermedad es excepcionalmente normal hoy en día, y afecta a alrededor de 300 millones de personas en todo el mundo. Por lo tanto, la solución que varios médicos en el mundo de hoy recomiendan es un cambio hacia una dieta baja en carbohidratos, ya que conduce a una reducción en el nivel de insulina y también provoca una disminución en el azúcar en la sangre. Se han realizado varios estudios, y uno de ellos indica que las personas que sufren de diabetes tipo 2 han tenido resultados positivos en solo seis meses.

La presión arterial es uno de los fenómenos comunes que experimenta la mayoría de la población en todo el mundo. Las personas sufren de presión arterial alta y presión arterial baja. La presión arterial por sí misma alienta diversas enfermedades como enfermedades del corazón, insuficiencia renal o accidente cerebrovascular y puede provocar la muerte. Por lo tanto, la dieta baja en carbohidratos se considera una de las herramientas efectivas para reducir la presión arterial. Y cuando las personas experimentan una disminución en la presión arterial, las posibilidades de enfermedades cardíacas, accidentes cerebrovasculares o insuficiencia renal también se reducen.

Los regímenes de alimentación baja en carbohidratos son el mejor tratamiento conocido contra el Trastorno Metabólico. El trastorno metabólico es el nombre de una reunión de componentes de peligro que aumenta el riesgo de enfermedades del corazón y otros problemas de bienestar, como por ejemplo, la diabetes y el accidente cerebrovascular. Hay varios síntomas identificados para esta enfermedad, como triglicéridos altos, niveles bajos de HDL y aumento en el azúcar en la sangre, un aumento en la presión sanguínea y un aumento de peso o grasa cerca del estómago. Por lo tanto, con la introducción de la dieta baja en carbohidratos, los cinco síntomas pueden reducirse a medida que un individuo comienza a experimentar una reducción en su nivel de presión arterial, en su peso y su HDL tiende a aumentar y la persona puede vivir una vida sana.

La dieta cetogénica es más eficiente cuando se compara con una reducción en comer algo o seguir estrictos planes de dieta, ya que durante esa fase las personas comienzan a tener mucha hambre y terminan abandonando el plan de dieta, y esto lleva a problemas de salud adicionales. Por lo tanto, la dieta cetogénica alienta a un individuo a comer, pero debe contener menos carbohidratos, lo que finalmente mejora el sistema de digestión de un individuo.

Capítulo 3 - Desventajas de la dieta cetogénica

Aunque existen tremendas ventajas de la dieta cetogénica, como se mencionó en la sección anterior, como el HDL alto, pérdida de peso rápida, enfermedades cardíacas más bajas, derrames cerebrales, etc., hay impactos adversos que pueden afectar a un individuo negativamente. A continuación, se verán algunos de los efectos negativos de la dieta cetogénica.

No es una pérdida de peso real

Al pasar por el proceso de una dieta cetogénica, uno pierde peso con bastante frecuencia, pero la mayor parte del peso que pierde una persona es el agua. Y una vez que su cuerpo entra en cetosis, también comienza a perder músculo, se agota en gran medida y, al final, ingresa al modo de inanición. En ese punto, resulta ser mucho más difícil ponerse en forma y perder peso.

.

La Asociación Británica de Diabetes también llama la atención sobre que la cetosis es posiblemente peligrosa, "ya que cantidades elevadas de cetonas pueden acidificar la sangre, un estado conocido como cetoacidosis, que puede provocar ciertas enfermedades en un corto espacio de tiempo". Perder peso es bueno para la salud, pero depender únicamente de una dieta cetogénica puede provocar serios problemas de salud, ya que más problemas cardíacos son el resultado de esta dieta. Por lo tanto, la dieta cetogénica solo debe realizarse bajo la supervisión y recomendación de un médico.

Problemas al mantener la dieta baja en carbohidratos durante un período de tiempo más prolongado

Otra desventaja de realizar una dieta cetogénica es que a algunas personas les resulta difícil llevar o sostener esto, especialmente aquellos que asisten regularmente a funciones sociales, van a la escuela o con frecuencia van a restaurantes. Por ejemplo, un estudiante que sigue la dieta cetogénica y su compañero come alimentos ricos en carbohidratos en la escuela, entonces él o ella también estaría tentado de comerlos. Por lo tanto, no serían capaces de mantener sus planes de dieta. Dado que los carbohidratos proporcionan al individuo la mayor parte de la energía, la reducción de azúcar puede causar una reducción en el nivel de energía de un individuo. Y la persona tiende a sentirse floja y puede esperar cambios de humor perturbados y frecuentes.

Reducción de masa y densidad ósea

Otro impacto negativo de la dieta cetogénica es la disminución de la masa ósea y su densidad a largo plazo. Se han realizado varios estudios, de los cuales uno se experimentó en ratones. Durante estos experimentos, los ratones establecidos en una dieta cetogénica fugaz descubrieron una disminución en el grosor de la masa ósea y afectó negativamente las propiedades mecánicas de los huesos. Sin embargo, es necesario considerar la distinción en el medio de la cetosis y la esperanza de vida de las dos especies únicas antes de que puedan hacerse conclusiones precisas. También ha habido informes de disminución del grosor de los huesos en los jóvenes que mantienen una dieta cetogénica durante bastante tiempo.

Un estudio en adultos con problemas genéticos como el trastorno de falta de GLUT-1, que se mantuvo en una dieta cetogénica durante más de cinco años no demostró ninguna consecuencia adversa significativa para la densidad y la sustancia mineral ósea. Además, debe tenerse en cuenta que los diferentes elementos identificados con el peso, como la grasa del estómago expandida y la diabetes, también tienen mejores huesos en general y eventos de descanso prolongados. De esta manera, las conclusiones definitivas sobre el impacto de una dieta cetogénica en el grosor del hueso de estas personas no se pueden hacer.

Los dolores de cabeza también son uno de los síntomas comunes experimentados durante el proceso de una dieta cetogénica. Mientras que su cuerpo se está adaptando a la cetosis, las migrañas pueden mostrarse por diferentes motivos. También es posible que se sienta algo desconcertado y que pueda experimentar algunas manifestaciones similares a la gripe durante un par de días.

Estreñimiento

Otro síntoma común que puede experimentar al hacer esta dieta baja en carbohidratos es el estreñimiento. Por lo general, es un componente de la falta de hidratación, la sal, comer una cantidad excesiva de lácteos o un exceso de nueces, o posiblemente desequilibrios de magnesio. Todo esto causa problemas con su sistema de digestión.

La hipoglucemia (nivel bajo de azúcar en la sangre)

El bajo nivel de azúcar en la sangre es otra desventaja para una persona que ha estado comiendo una dieta alta en carbohidratos; su cuerpo está acostumbrado a administrar una medida precisa de insulina para lidiar con el azúcar que se obtiene de la admisión de carbohidratos. Por lo tanto, cuando los individuos que consumen alimentos con alto contenido de carbohidratos cambian a una dieta baja en carbohidratos, esta caída repentina en el acceso al carbohidrato en una dieta cetogénica puede dar lugar a algunas escenas cortas de glucosa baja.

Capítulo 4 - Plan de dieta cetogénica

Iniciar el plan de dieta cetogénica requiere condiciones específicas que una persona que está planeando comenzar este plan de dieta debe considerar. Uno de ellos es que antes de comenzar la dieta baja en carbohidratos, uno debe consultar con el médico para obtener la guía adecuada. La dieta baja en carbohidratos tiene muchos efectos positivos, pero también tiene un impacto adverso en la salud de un individuo. Los como problemas cardíacos, problemas renales, etc. por lo tanto, la consulta adecuada del médico se requiere tener un conjunto de directrices sobre lo que debe ingerir una persona y lo que necesita para iniciar su plan de dieta.

La duración del plan de dieta cetogénica varía de persona a persona y también de la necesidad. El término de este plan de dieta podría ser de tres días, una semana, dos semanas, un mes o hasta seis meses. Una persona necesita seguir las instrucciones dadas por el consultor, y debe mantener una rutina adecuada para controlar la dieta. Significa que al ir a la dieta cetogénica, las personas necesitan consumir solo esa comida, que contiene pocos carbohidratos y deben abstenerse de las comidas altas en carbohidratos y en calorías. Las personas que consumen una cantidad significativa de azúcar tienden a comenzar este proceso a un ritmo lento para que su cuerpo se acostumbre al bajo nivel de azúcar y más adelante con el tiempo puedan aumentar su ingesta de alimentos bajos en carbohidratos.

Configuración de la dieta

Para establecer la rutina de alimentación, primero un individuo tiene que tomar su peso corporal inclinado y duplicarlo por uno. Esta será la cantidad total de gramos de proteína que debe comer todos los días. Después de esto, obtendría esta cifra, variada por 4 para obtener sus calorías agregadas provenientes de las proteínas. En la actualidad, lo que quede de la necesidad diaria surgirá de las calorías grasas. La identificación de gramos de azúcar no lo es, particularmente porque, como cuestión de materia, por supuesto, es probable que logre su 30-50 gramos por cada día, prácticamente mediante la inclusión de verduras y los carbohidratos coincidentes que se originan a partir de sus fuentes de grasa y proteínas.

Para dar sentido a la cantidad de gramos de grasa que un individuo necesita en particular, tomaría la cantidad total de calorías necesarias para mantener su peso corporal (por lo general alrededor de 14-16 calorías por cada libra de peso corporal). Sustraiga sus calorías de proteínas de ese número y después haga una división por

9 (número de calorías por gramo de grasa). Esto debería darle la cantidad total de gramos de grasa que debe comer todos los días. Divida estas cifras por las numerosas cenas que desee comer todos los días para obtener el formato clave para su régimen de alimentación. Además, asegúrese de comer muchas verduras verdes frescas para reforzar las células y la seguridad de las vitaminas, y estará listo para comenzar.

Carga de carbohidratos

El período de carga de carbohidratos del fin de semana es la parte "divertida" para mucha gente. Está preparado para comer grandes cantidades de alimentos que contienen carbohidratos, avena, panecillos, patatas fritas, dulces, pasta que son excelentes alternativas. Dado que no comerá tanta grasa, es más probable que los carbohidratos se transformen en el músculo de los cocientes de grasa, y vayan hacia las reservas musculares de glucógeno.

Muchas personas comenzarán su carga de carbohidratos el viernes por la noche y la terminarán antes de acostarse el sábado. Esto generalmente es más útil ya que es el punto en el que están sin trabajo y pueden relajarse y apreciar el procedimiento. En caso de que no estén excesivamente preocupados por la mala suerte y simplemente utilicen este régimen de alimentación como un enfoque para mantener los niveles de glucosa, es probable que puedan comer cualquier carbohidrato que les guste en este período.

Intente y mantenga la misma proteína en un gramo por cada libra de peso corporal y luego tome de 10 a 12 gramos de almidones por cada kilogramo de peso corporal. Intente comer estos almidones directamente después de su rutina de ejercicios el viernes por la noche. Este es el punto en el que su cuerpo está listo para absorber los almidones, y será de gran ayuda para usted.

Tenga en cuenta que las personas suelen tener un poco de grasa, ya que será un reto devorar una gran cantidad del sustento que realmente necesita para comer sin que se les permita. Haga todo lo posible para mantener sus gramos de grasa alrededor de su peso corporal en kilogramos (por lo que en caso de que la persona mida 80 kg, coma cerca de 80 gramos de grasa).

Además, algunas personas descubren que aprovechan la oportunidad de comer un pequeño producto orgánico junto con proteínas antes de su último entrenamiento los viernes por la noche, ya que esto restaura sus niveles de glucógeno en el hígado y le dará la vitalidad que tiene para completar este entrenamiento. También, al rellenar el glucógeno hepático, pondrán su cuerpo en un estado más anabólico.

¿Cómo comenzar con la dieta cetogénica?

Al comenzar el plan cetogénico, se deben considerar ciertas condiciones. Una de ellas es que no todos pueden seguir el plan de dieta cetogénica. Diferentes personas basadas en su edad, salud y otras condiciones tienen diferentes planes de dieta recomendados por expertos. Sin embargo, las personas que no deben seguir una dieta cetogénica son:

1. Las personas con enfermedad de la vesícula biliar o sin vesícula biliar, ya que la grasa es más difícil de procesar;

2. Individuos que han tenido cirugía bariátrica (reducción de peso / desviación gástrica) ya que las grasas son más difíciles de ingerir;

3. Individuos con un problema metabólico individual que se mezclan con el sistema típico de digestión de la grasa;

4. Mujeres que están embarazadas, porque las necesidades de proteínas son más altas;

5. Niños, ya que las necesidades de proteínas cambian con la edad, por lo tanto, los niños no deben realizar este plan de dieta;

6. Individuos con insuficiencia pancreática, ya que las grasas son más difíciles de procesar;

7. Individuos inclinados a cálculos renales (tal vez debido a cambios en la ecualización de sal y líquido); y

8. Las personas que son delgadas (IMC de 20 o menos)

Todas estas personas no deben comenzar con un plan de dieta cetogénica ya que hay varios efectos secundarios que podrían experimentar debido a una dieta cetogénica. Para los adultos que toman una dieta cetogénica, los enredos más reconocidos incluyen la reducción de peso, bloqueo, riesgo de fractura ósea, aumento del nivel de sed, cambios de humor frecuentes y niveles expandidos de colesterol y triglicéridos. Las mujeres también pueden encontrar amenorrea o diferentes alteraciones en el ciclo menstrual. Por lo tanto, todos estos factores deben tenerse en cuenta antes de comenzar con un plan de dieta cetogénica.

Capítulo 5 - Alimentos para aplicar en la dieta de la cetosis

Antes de comprender el tipo de alimentos que se deben tomar durante la dieta cetogénica, es esencial que el individuo tenga en cuenta la cantidad de calorías o alimentos que debe ingerir por día. Con la ayuda del peso corporal ideal, el índice de masa corporal (IMC) u otros recuentos de calorías, una persona puede identificar cuántas calorías debe tomar diariamente para poder alcanzar su peso objetivo. Se han presentado varias aplicaciones que las personas pueden instalar en sus teléfonos y, a través de esas aplicaciones, pueden obtener su información que incluye su peso actual, sexo, edad y peso ideal que desean obtener.

Al tomar esta información, estas aplicaciones le dicen a la persona cuántas calorías debe tomar diariamente para alcanzar su peso ideal. Y a través de estas aplicaciones y un peso corporal perfecto, la persona necesita identificar su proporción regular de grasas, proteínas, carbohidratos, gramos incorrectos y porciones de calorías para una mejor comprensión y siguiendo el plan de dieta.

Los alimentos que se deben tomar durante la dieta cetogénica incluyen:

Grasas y aceites

• Las grasas serán la parte significativa de la admisión de calorías día a día cuando las personas estén en una dieta cetogénica, por lo que las decisiones deben tomarse teniendo en cuenta su marco de asimilación. Uno necesita tener una armonía entre sus Omega-3 y Omega-6, por lo que comer cosas como salmón salvaje, pescado, trucha y mariscos puede dar una rutina de alimentación ajustada de Omega-3

• Las grasas empapadas y monoinsaturadas, como por ejemplo la margarina, las nueces de macadamia, el aguacate, las yemas de huevo y el aceite de coco son mucho más estables y menos provocativas para un gran número de personas, por lo que son preferidas.

• Los alimentos que son ricos en grasas y aceites incluyen aguacate, sebo de carne de vacuno, mantequilla, grasa de pollo, manteca de cerdo no hidratada. Otros alimentos incluyen las nueces de macadamia, la mayonesa, aceite de oliva, aceite de coco y mantequilla, aceite de palma roja y mantequilla de maní.

• Las grasas y los aceites se pueden consolidar en diversos enfoques para agregar a sus cenas: salsas, aderezos o simplemente adornar con mantequilla un poco de carne.

Proteína

- El bacalao, el salmón o el pargo, la trucha y el pescado.

- Mariscos: almejas, langostas, cangrejos, vieiras, mejillones y calamar.

- Huevos enteros.

- Carne: Hamburguesa, ternera, cabra, oveja y otra diversión salvaje. La hierba sostenida se ve favorecida ya que tiene un número superior de grasas insaturadas.

- Cerdo: Lomo de cerdo y jamón. Tenga cuidado con los azúcares incluidos en el jamón.

- Aves: pollo, pato, codorniz, pájaro.

- Tocino

- Nueces: elija la variedad de nueces típica; sin embargo, tenga cuidado ya que tienen un gran número de Omega-6 y almidones. Intente seleccionar la margarina de nuez de macadamia si puede.

Verduras

- Las verduras se consideran saludables.

Nueces y semillas

Las nueces y las semillas son mejores cuando se cuecen a fuego lento para evacuar cualquier hostil a los suplementos. Intente mantener una distancia crítica de los cacahuetes sí es concebible, ya que son vegetales que no están excepcionalmente permitidos en la lista de nutrientes de la dieta cetogénica.

Las macadamias, nueces y almendras son las mejores nueces en cuanto a sus carbohidratos y se pueden comer pequeñas sumas.

Los anacardos y los pistachos son más ricos en carbohidratos, así que asegúrese de medirlos deliberadamente. Las nueces son ricas en grasas insaturadas Omega-6, por lo tanto, intente tener cuidado con la sobreutilización. Las harinas de nueces y semillas, por ejemplo, la harina de almendra y la linaza procesada son extraordinarias para sustituir a la harina normal. Esto implica que la preparación debería ser posible con cierta moderación.

El siguiente cuadro explica adecuadamente los alimentos que una persona está llevando a cabo. La dieta cetogénica se debe tener en cuenta en su plan de dieta para reducir su peso a corto plazo.

Bebidas

Las bebidas que debe incluir en su plan de dieta son agua, té y café. Las bebidas como el agua deben consumirse con frecuencia, mientras que la ingesta de té y café debe realizarse de forma moderada y, en el caso de los licores y los vinos, su consumo debe ser ocasional o raro y no frecuente. El agua es crucial ya que muchas personas enfrentan el problema de la deshidratación. Por lo tanto, se recomiendan de seis a ocho vasos de agua al día.

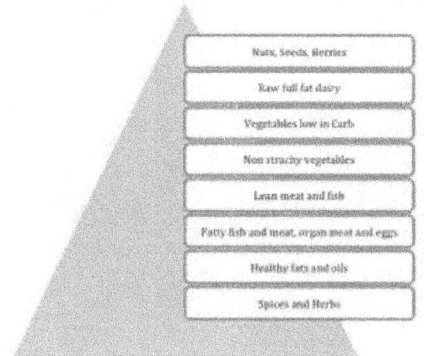

Edulcorantes

Evitar cualquier cosa dulce es, en general, lo ideal: controlará los anhelos a un nivel mínimo, lo que hace avanzar el logro de la dieta cetogénica. Sin embargo, en caso de que necesite algo dulce, elija un edulcorante artificial. Intente tomar edulcorantes líquidos como por ejemplo maltodextrina y dextrosa, que tienen carbohidratos. La stevia, una estructura líquida es favorecida. La sucralosa, Eritritol, Xilitol y Néctar de Agave son tipos de edulcorantes que se deben considerar para reducir los antojos de dulces.

Capítulo 6 - Los errores y los consejos de la dieta cetogénica

Hay varios errores comunes que las personas cometen mientras están siguiendo la dieta cetogénica y muchos de ellos se presentan a continuación.

Aumentar la ingesta de proteínas

Muchas personas elevan su nivel de proteína porque la proteína también puede aumentar el nivel de glucosa. Además, la dieta cetogénica está destinada a controlar el nivel de glucosa si se agrega más proteína a la rutina.

No comer suficiente grasa

El azúcar y los cereales pueden hacer que la glucosa se eleve y hace que el cuerpo almacene grasa.

Comer grasa permite que su cuerpo arda en grasa y se incline. La disminución de los carbohidratos le permite a su cuerpo quemar lo que queda, y eso es grasa.

No comer suficiente sodio

Una dieta cetogénica baja en carbohidratos hace que el cuerpo descargue sodio en el cuerpo. En la primera semana; en su mayor parte es peso por retención de agua. Es, además, la motivación detrás de por qué algunas personas se sienten desesperadas los primeros días y tienen migrañas, enfermedades, cansancio, mareos y efectos secundarios.

Comer alimentos que contienen sal ayuda con esto y hace que sus efectos secundarios desaparezcan más rápido. Cuando cambia, comienza a sentirse bien con este régimen alimenticio a medida que su cuerpo se modifica.

Ejercicios para llevar a cabo durante su dieta

Se recomiendan ejercicios específicos durante la dieta cetogénica que un individuo debe realizar, como ejercicios de calistenia que no requieren el uso de máquinas ni instrumentos. Deben requerir movimientos humanos, como por ejemplo, flexiones, flexiones inclinadas, sentadillas, abdominales , etc.

Capítulo 7 - Recetas cetogénicas

Meriendas

Para las meriendas, se recomiendan batidos, como la leche con chocolate, que incluiría leche de almendras sin endulzar, un paquete de edulcorante artificial, crema espesa, chocolate en polvo y hielo picado. Todos estos ingredientes deben mezclarse y luego servirse.

Bebidas

- Agua: beba al menos un galón de agua por día.
- Refresco de dieta: debe tener cuidado, el edulcorante artificial puede expulsarlo de la cetosis. Así que limítelo a uno cada día.
- Soda dietética + 2 cucharadas de crema
- Leche de almendras
- Té verde

- Té negro
- Agua

Mantequilla de maní y batido de proteína de cacao

Ingredientes

- 2 tazas de leche de almendras

- 4/5 cubos de hielo

- 1 cucharada de proteína de suero de leche de vainilla

- 2 cucharadas de mantequilla de cacahuete

- 1 cucharada de bicarbonato de cacao

Instrucciones

Mezcle bien y tendrá un delicioso batido de mantequilla de maní con chocolate y vainilla, lleno de proteínas y grasa, ¡pero con solo 10 g de carbohidratos! Esta receta es altamente modificable.

Desayuno

Para el desayuno, se recomienda que la fruta baja en carbohidratos se tome por la mañana. En esta receta, todas las frutas que contienen menos carbohidratos deben incluirse y, si es necesario, debe agregar crema espesa. Las frutas pueden incluir fresas frescas, frambuesas crudas, melocotones, aguacate, albaricoque, etc.

Desayuno Comida # 1 - Gofres de proteína de canela

Ingredientes

Para los gofres:

- 1/2 taza (62 g) de harina de trigo integral
- 2/3 cucharada (22 g) de polvo de combate MusclePharm Cinnamon Bun 1 cucharadita de Erythritol granulada

- 1/2 cucharadita de canela
- 1/4 cucharadita de polvo de hornear
- 1/4 taza + 2 cucharaditas de leche de almendra sin azúcar
- 1 huevo grande
- 1/4 taza de calabaza enlatada, sin relleno de pastel (vea las notas a continuación)
- 1/2 cucharadita de extracto de vainilla

Para el glaseado de queso crema:

- 1/4 taza de yogur griego natural sin grasa
- 2 cucharaditas de queso crema bajo en grasa
- 1 cucharadita de Stevia granulada o eritritol

Instrucciones

1. Precaliente la plancha de gofres a fuego medio en el horno. Mezcle todos los ingredientes juntos (harina, proteína en polvo, polvo de hornear y canela) en el tazón.

2. En otro recipiente, mezcle los huevos, la leche de almendras y el extracto de vainilla.

3. Agregue los ingredientes húmedos para secar y mezcle suavemente hasta que se combinen. Rocíe la plancha con aceite.

4. Vierta la mezcla en la plancha de gofres para hacer tres gofres separados. Cocine por unos minutos hasta que los colores estén dorados.

5. Mezcle el queso crema, el yogurt y la Stevia juntos. Ponga el glaseado en una bolsa de plástico. Tome una tijera o un cuchillo y corte la porción del extremo y ponga el glaseado en sus gofres.

6. ¡Espolvoree un poco de canela y sirva!

Comida de desayuno n.º 2: tortitas cetogénicas bajas en carbohidratos:

Ingredientes

- 5 huevos grandes (versión Keto: 2 huevos enteros + 8 yemas) 50 gramos de coco desecado, molido para la harina

- 50 gramos de avellanas, molidas para la harina

- Use una pequeña porción de mantequilla o aceite de coco para freír

- 1 cucharada de sopa mixta de especias

Instrucciones

1. Muele el coco y los avellanas (use un molinillo de café).

2. Mézclelos junto con la mezcla de especias en un tazón.

3. Bata los huevos en otro tazón.

4. Bata las nueces molidas hasta que hagan una mezcla con una consistencia suave.

5. Derrita la mantequilla o aceite de coco en una sartén caliente y luego vierta aproximadamente 1/4 de la mezcla para cubrir la base finamente.

6. Gire una vez con una espátula ancha.

7. Coloque en un plato en un horno caliente mientras cocina los demás.

8. Sirva con crema coagulada.

Comida de desayuno n.° 3 - Magdalenas de lino hechas en el microondas:

Ingredientes

- 1 huevo
- 1 chorrito de crema batida
- 1 a 2 cucharaditas de edulcorante de su elección
- 1 pizca de sal
- 1 cucharadita de extracto de vainilla
- 4 cucharadita de harina de lino molido
- (A veces agrego 1 cucharadita más o menos de cacao en polvo sin azúcar para que tenga sabor a brownie)

Instrucciones

1. Mezcle en un recipiente apto para microondas y caliente en el microondas durante 1 a 1 minuto y medio.

2. Si se vuelve demasiado seco, vierta un poco de mantequilla encima del panecillo terminado y deje que se derrita.

Plato principal

1 - Pizza baja en carbohidratos

Ingredientes

Para el plato principal, se recomienda pizza baja en carbohidratos. La pizza baja en carbohidratos contiene aceite de oliva, coliflor natural cortada en pequeños trozos, cebolla blanca picada, margarina, agua, huevos, cheddar de mozzarella, semillas de hinojo, sabor italiano, parmesano, salsa de pizza casera (es la más reducida en carbohidratos), y salchichas italianas (comprobar el número de carbohidratos, debe ser menor de 1 por cada onza)

Instrucciones

1. Precaliente la estufa a 450F.

2. En una sartén con cubierta, ponga aceite y saltee las verduras a fuego medio o bajo hasta que estén cocidas.

3. Retire del calor y cambie a un plato de vidrio para enfriar.

4. Mientras la coliflor se esté enfriando, agregue el salchicha italiana a la sartén y cocínela hasta que esté cocida, separándola en pequeños trozos con una espátula. Retire la salchicha de la sartén y póngala en una toalla de papel para eliminar la grasa excesiva. Deje de lado para enfriar.

5. Cuando la coliflor se haya enfriado, procese en una licuadora para suavizar la consistencia. Raspe la coliflor hecha puré en un plato de mezcla. Incluya los huevos, queso cheddar mozzarella picado, sabores y queso cheddar parmesano en la coliflor. Mezcle bien. Utilizando una espátula, extienda la mezcla de coliflor en la hoja de tratamiento con aceite. Intente extenderla con el objetivo de que esté de manera uniforme en todas partes.

6. Prepare la capa exterior a 450 ° F durante unos 20 minutos, o hasta que la superficie esté cocida.

7. Mientras la cubierta de pizza baja en carbohidratos se esté calentando corte la salchicha en trozos más pequeños.

8. Vierta el recipiente de salsa de Ragu en una olla pequeña e incluya la salchicha cortada. Cubra y transmita a un guiso moderado a fuego medio a bajo.

9. En el momento en el que esté terminado, retire la salsa y la salchicha de la estufa y cambie la configuración de la parrilla a dorar.

10. Extienda la cobertura y la salsa uniformemente con la mezcla de queso cheddar italiano.

11. Vuelva a colocar la pizza baja en carbohidratos en la estufa y cocine hasta que el queso cheddar se derrita.

12. Retire la pizza de la estufa y cortela en 12 trozos con un cortador de pizza.

13. ¡Sirva y disfrute!

#2 Tortilla de pollo a la californiana

Ingredientes

- 2 huevos
- 2 rebanadas de tocino
- 1 onza de pollo cortado
- 1/4 aguacate
- 1 tomate Campari
- 1 cucharada de mayonesa
- 1 cucharadita de mostaza

Instrucciones

1. Agregue 2 huevos en un recipiente y luego póngalos en una sartén caliente.

2. Condimente con sal y pimienta.

3. Una vez que los huevos estén bien cocidos (aproximadamente 5 minutos), agregue el pollo, el tocino,

el aguacate y los tomates. También puede agregar una cucharada de mayonesa y un poco de mostaza.

4. Doble la tortilla sobre sí misma y cúbrela con una tapa. Cocine por otros 5 minutos.

5. Una vez que los huevos estén cocidos, estará listo para comer. ¡Disfrute!

3 - Ensalada de aguacate y huevo

Ingredientes

- 4 huevos grandes orgánicos
- 1 aguacate grande
- 4 tazas de lechuga mixta
- ½ taza de crema agria o yogurt descremado (115 g / 4.1 onzas) o ¼ de mayonesa
- 2 dientes de ajo, aplastados
- 1 tomate
- 2 cucharaditas de mostaza Dijon
- Sal y pimienta para probar

Opcional: cebollino, hierbas frescas y aceite de oliva virgen extra para decorar

Instrucciones

1. Comience cocinando los huevos. Llene una cacerola pequeña con agua hasta tres cuartos. Espere a

que los huevos comiencen a hervir. Usando una cuchara o mano, sumerja cada huevo dentro y fuera del agua hirviendo. Espere aproximadamente 10 minutos antes de que hiervan. Cuando termine, retírelos del fuego y coloque los huevos en un recipiente con agua fría. Cuando los huevos estén fríos, quíteles las cáscaras. Puede preparar el aderezo mezclando la crema agria, el ajo picado y la mostaza. También puede agregar sal y pimienta para un sabor extra.

2. Lave y escurra las verduras en un hilandero de ensalada o simplemente séquelas con una toalla de papel. Coloque las verduras en un recipiente y mezcle todos los ingredientes con el aderezo. Corte y pele el aguacate y colóquelo en la parte superior de las verduras.

3. Agregue los huevos descuartizados y sazone con más sal y pimienta al gusto.

Palabras finales

¡Gracias nuevamente por comprar este libro!

Espero que este libro pueda ayudarle.

El siguiente paso es que se una a nuestro boletín informativo por correo electrónico para recibir actualizaciones sobre cualquier próximo lanzamiento o promoción de un nuevo libro.

¡Usted puede registrarse de forma gratuita y, como bonus, también recibirá nuestro libro "Errores de salud y de entrenamiento físico que no sabe que está cometiendo", completamente gratis."! Este libro analiza muchos de los errores de entrenamiento físico más comunes y desmitifica muchas de las complejidades y la ciencia de ponerse en forma. ¡Tener todo este conocimiento y ciencia de la actividad física organizados en un libro lo ayudará a comenzar en la dirección correcta en su viaje de entrenamiento! Para unirse a nuestro boletín gratuito por correo electrónico y tomar su libro gratis, visite el enlace y regístrese: www.hmwpublishing.com/gift

Finalmente, si usted ha disfrutado este libro, me gustaría pedirle un favor. ¿Sería tan amable de dejar una reseña para este libro? ¡Podría ser muy apreciado!

¡Gracias y mucha suerte!

Sobre el co-autor

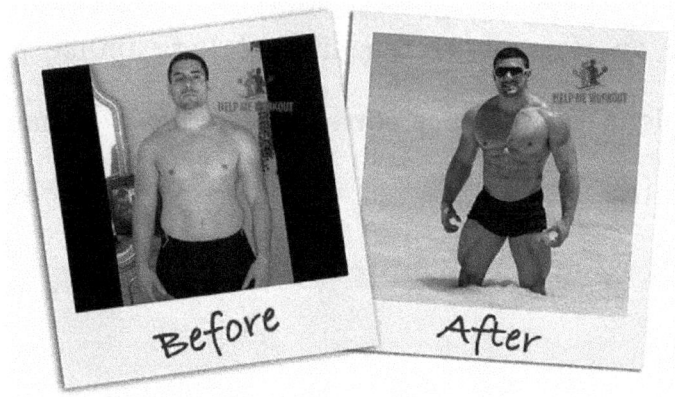

Mi nombre es George Kaplo. Soy un entrenador personal certificado de Montreal, Canadá. Comenzaré diciendo que no soy el hombre más grande que conocerá y este nunca ha sido mi objetivo. De hecho, comencé a entrenar para superar mi mayor inseguridad cuando era más joven, que era mi autoconfianza. Esto se debió a mi altura que medía sólo 5 pies y 5 pulgadas (168 cm), me empujó hacia abajo para intentar cualquier cosa que siempre quise lograr en la vida. Puede que esté pasando por algunos desafíos en este momento, o simplemente puede querer ponerse en forma, y ciertamente me puedo relacionar con usted.

Después de mucho trabajo, estudios e innumerables pruebas y errores, algunas personas comenzaron a notar cómo me estaba poniendo más en forma y cómo comenzaba a interesarme mucho por el tema. Esto hizo que muchos amigos y caras nuevas vinieran a verme y me pidieran consejos de entrenamiento. Al principio, parecía extraño cuando la gente me pedía que los ayudara a ponerse en forma. Pero lo que me mantuvo en marcha fue cuando comenzaron a ver cambios en su propio cuerpo y me dijeron que era la primera vez que veían resultados reales. A partir de ahí, más personas siguieron viniendo a mí, y me hizo darme cuenta después de tanto leer y estudiar en este campo que me ayudó pero también me permitió ayudar a otros. Ahora soy un entrenador personal certificado y he entrenado a muchos clientes que han logrado conseguir resultados sorprendentes.

Hoy, mi hermano Alex Kaplo (también Entrenador Personal Certificado) y yo somos dueños y operadores de esta empresa editorial, donde traemos autores apasionados y expertos para escribir sobre temas de salud y ejercicio. También tenemos un sitio web de ejercicios en línea llamado "HelpMeWorkout.com" y me gustaría conectarme con usted invitándolo a visitar el sitio web en la página siguiente y registrarse en nuestro boletín electrónico (incluso obtendrá un libro gratis). Por último, si usted está en la posición en la que estuve una vez y quiere orientación, no lo dude y pregúnteme ... ¡Estaré allí para ayudarle!

Su amigo y entrenador,

George Kaplo
Entrenador Personal Certificado

Consigua otro libro gratis

Quiero agradecerle por comprar este libro y ofrecerle otro libro (largo y valioso como este libro), "Errores de salud y de entrenamiento físico que no sabe que está cometiendo", completamente gratis. Desafortunadamente este libro solo está disponible en inglés. Aún espero que disfrute este regalo.

Visite el siguiente enlace para registrarse y recibirlo: www.hmwpublishing.com/gift

En este libro, voy a desglosar los errores más comunes de salud y de entrenamiento físico que probablemente esté cometiendo en este momento, y le revelaré cómo puede llegar fácilmente a la mejor forma de su vida.

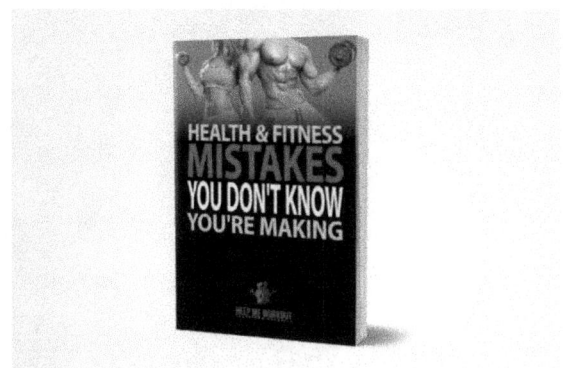

Además de este valioso regalo, también tendrá la oportunidad de obtener nuestros nuevos libros de forma gratuita, participar en sorteos y recibir otros correos electrónicos de mi parte. De nuevo, visite el enlace para registrarse: **www.hmwpublishing.com/gift**

Copyright 2018 de HMW Publishing - Todos los derechos reservados.

Este documento de HMW Publishing, propiedad de la compañía A & G Direct Inc, está orientado a proporcionar información exacta y confiable con respecto al tema y el tema cubierto. La publicación se vende con la idea de que el editor no está obligado a prestar servicios calificados, oficialmente autorizados o de otro modo calificados. Si es necesario un consejo, legal o profesional, se debe ordenar a un individuo practicado en la profesión.

De una Declaración de Principios que fue aceptada y aprobada por igual por un Comité del American Bar Association y un Comité de Editores y Asociaciones.
De ninguna manera es legal reproducir, duplicar o transmitir cualquier parte de este documento en forma electrónica o impresa. La grabación de esta publicación está estrictamente prohibida, y no se permite el almacenamiento de este documento a menos que cuente con el permiso por escrito del editor. Todos los derechos reservados.

La información provista en este documento se afirma que es veraz y coherente, en el sentido de que cualquier responsabilidad, en términos de falta de atención o de otro tipo, por el uso o abuso de cualquier política, proceso o dirección contenida en el mismo es responsabilidad absoluta y exclusiva del lector receptor. Bajo ninguna circunstancia se responsabilizará o responsabilizará legalmente al editor por cualquier reparación, daño o pérdida monetaria debido a la información contenida en este documento, ya sea directa o indirectamente. La información en este documento se ofrece únicamente con fines informativos, y es universal como tal. La presentación de la información es sin contrato o con algún tipo de garantía garantizada.

Las marcas comerciales que se utilizan son sin consentimiento, y la publicación de la marca comercial es sin el permiso o el respaldo del propietario de la marca comercial. Todas las marcas comerciales y marcas dentro de este libro son sólo para fines de aclaración y pertenecen a los propios propietarios, no están afiliados a este documento.

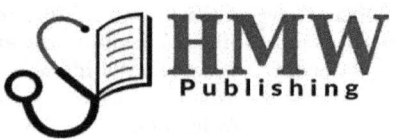

Para más libros visite:

HMWPublishing.com

www.ingramcontent.com/pod-product-compliance
Lightning Source LLC
Chambersburg PA
CBHW071122030426
42336CB00013BA/2172